LK 1988

NOTICE HISTORIQUE

et archéologique

SUR

LA COMMUNE ET PAROISSE DE CHATILLON-SOUS-BAGNEUX,

Canton et arrondissement de Sceaux (Seine).

PAR

N.-M. TROCHE,

Chef de bureau de l'état civil du IVe arrondissement de Paris,
l'un des collaborateurs de la *Revue archéologique,*
Auteur d'une monographie inédite de l'église paroissiale, ci-devant royale
de Saint-Germain-l'Auxerrois.

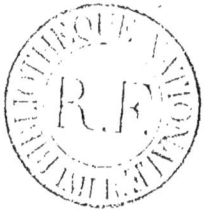

> Custodi die noctuque locum istum,
> Cum habitatoribus ejus.
> *(Collect. Eccles. Paris.)*

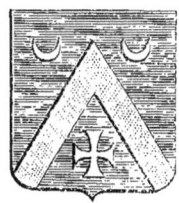

PARIS,

IMPRIMERIE ADMINISTRATIVE DE PAUL DUPONT,

RUE DE GRENELLE-SAINT-HONORÉ, 55.

—

1850.

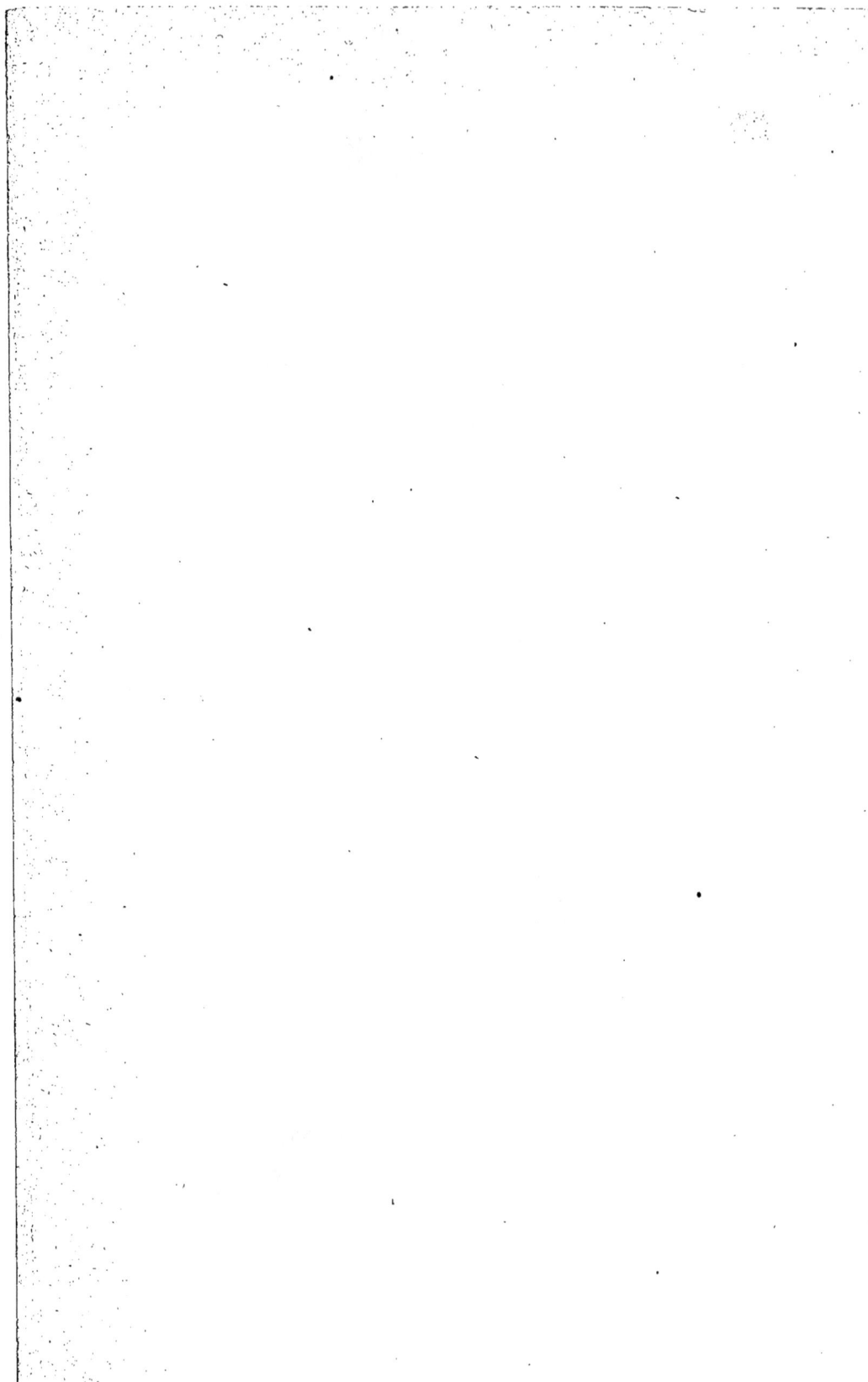

NOTICE HISTORIQUE

et archéologique

SUR

LA COMMUNE ET PAROISSE DE CHATILLON-SOUS-BAGNEUX,

Canton et arrondissement de Sceaux (Seine).

> Custodi die noctuque locum istum,
> Cum habitatoribus ejus.
> (*Collect. Eccles. Paris.*)

Il y a trente-huit communes en France, dont cinq villes, qui portent le nom de *Châtillon*. La commune qui fait l'objet de cette notice est la seule de ce nom dans le département de la Seine et dans l'ancienne circonscription ecclésiastique du diocèse de Paris. On la distingue assez habituellement en l'appelant *Châtillon-sous-Bagneux*, parce que Châtillon était originairement une dépendance de Bagneux, et que d'ailleurs, son voisinage de cette commune peut aussi avoir motivé ce surnom. Il est aussi passé en usage de l'appeler, dans les actes publics, *Châtillon près Paris*, parce qu'il n'en est éloigné que d'environ cinq kilomètres (une lieue et demie), et qu'il est compris dans la circonscription appelée *banlieue de Paris*.

Châtillon faisait autrefois partie de la province de l'Ile-de-France et du diocèse de Paris, dans l'archidiaconé de *Josas*, doyenné de Châteaufort (1). Il est maintenant une commune du département de

---

(1) Ce diocèse était divisé jadis en trois archidiaconés, savoir : le grand archidiaconé de *Paris*, celui de *Josas* et celui de *Brie*. Ils étaient subdivisés en sept doyennés, sans y comprendre les faubourgs et banlieue de Paris. Châteaufort, aujourd'hui village de l'arrondissement de Versailles, canton de Palaiseau, l'un des lieux les plus considérables des environs de Paris sous la seconde race, fut choisi,

la Seine, canton et arrondissement de Sceaux. Son nom latin *Castellio*, qui signifie un lieu fortifié, un petit château, indique assez que ce village, situé sur la croupe d'un coteau qui fait face à Paris, du côté du midi, a dû son origine à quelque forteresse bâtie au moyen âge sur son territoire ; car, du Xe au XIIIe siècle, le nom de *castel*, et même celui de *château*, étaient synonymes de *forteresse*. Le mot *castellum*, diminutif de *castrum*, en est exactement l'étymologie, car il semble avoir signifié dans l'origine un très-petit fort ne contenant que quelques hommes, quoique Suétone l'applique à une enceinte fortifiée assez vaste pour contenir une cohorte. *Castel* est en France le préfix d'une infinité de noms de lieux, de bourgs et de villages. Telle est, au reste, l'opinion d'Adrien de Valois, historiographe de France, car dans sa *Notice des Gaules*, rédigée par ordre alphabétique, il explique ainsi son sentiment au sujet de notre village de Châtillon. Toutefois, le savant topographe est tombé dans une singulière contradiction, en disant que cette paroisse de Châtillon est sur le bord de la Seine, et que cependant elle est placée entre Montrouge et Vaugirard (1). Il est difficile de comprendre qu'une si grave erreur ait pu échapper à un écrivain de ce mérite, attendu qu'on ne peut dire qu'un village est sur le bord d'un fleuve, quand il en est distant d'environ une lieue. Par une confusion résultant d'une similitude de nom, Adrien de Valois a sans doute voulu désigner Châtillon proche de Juvisy, qui est, en effet, riverain de la Seine ; mais c'est un simple hameau dépendant de la commune de Viry, à trois lieues et demie de Corbeil. Châtillon près Paris n'est point situé entre Montrouge et Vaugirard. Il y a, dans le canton du couchant d'hiver de Paris, quatre communes formant, par leur position, une espèce de carré ; ces communes sont : Clamart, Vanvres, Fontenay-aux-Roses et Bagneux. Châtillon se trouve presque au milieu des quatre, mais un peu plus proche des deux dernières.

L'époque de l'origine de Châtillon est incertaine, mais il y a preuve que ce village existait au XIe siècle. « Le premier titre où j'aï trouvé mention de ce lieu, dit l'abbé Lebeuf, sous son nom de Châtillon, est tiré du cartulaire de Notre-Dame-des-Champs-lès-Paris. C'est une

vers le Xe ou XIe siècle, pour être le chef-lieu d'une contrée tout entière du diocèse de Paris. Il est indiqué dans les anciens titres comme étant le plus étendu des sept doyennés ruraux de ce vaste diocèse, considérablement diminué aujourd'hui.

(1) *Notit. Gall.*, p. 413, col. 1.

sentence arbitrale de l'an 1192, par laquelle R..., chantre de l'église de Chartres, et W...., sous-doyen, délégués par le pape Célestin, notifient que Bouchard, maire de Bagneux, a reconnu tenir de Robert, prieur de ce monastère, un demi-arpent de vignes *inter Castellionem et Clemarcium* (1). Mais il est parlé de cette terre sous un autre nom, cent cinquante ans auparavant. Il est impossible de ne la pas reconnaître dans la charte du roi Philippe Ier, de l'an 1061, où ce prince dit que, ne pouvant faire jouir l'abbaye de Saint-Germain-des-Prés de son ancienne terre de Combs-la-Ville, il lui donne en récompense une terre royale, située tout proche de Paris, appelée *Banniolis*. Quelle distance y a-t-il en effet du bourg de Bagneux à Châtillon, que celle d'un petit quart de lieue? Tout ce canton-là avait été nommé *Banniola* ou *Banniolæ*, parce que c'étaient les limites de l'étendue aujourd'hui appelée banlieue; mais depuis qu'on eut bâti un petit château dans la portion appartenant à l'abbaye de Saint-Germain, ce quartier-là prit le nom de Châtillon, et par ce moyen disparurent les anciennes marques, comme il n'avait fait originairement qu'un tout avec Bagneux. On l'appelait donc Châtillon en 1192. Dès lors, il y avait des vignes entre ce lieu et Clamart; Châtillon est également aujourd'hui un pays de vignes comme de terres labourables (2). »

Il résulte clairement de ceci que, dans la seconde moitié du XIe siècle, Châtillon était une annexe de Bagneux, terre seigneuriale du chapitre de Paris; qu'il en fut alors démembré par la volonté des chanoines, au profit des Bénédictins de Saint-Germain-des-Prés. Il est vraisemblable que, pour le spirituel, les religieux de cette abbaye soumirent d'abord les habitants de leur nouvelle terre à la paroisse la plus proche : ce ne pouvait être que Bagneux. Mais, lorsqu'avec le temps la population se fut accrue, les moines sentirent la nécessité d'ériger en faveur de cette population progressante une église particulière, avec titre de paroisse, où ceux qui s'étaient établis en ce lieu, pour en faire valoir les biens, ou pour exploiter les riches carrières de pierres calcaires du littoral, pourraient entendre l'office divin et recevoir les sacrements.

Il existe aux archives nationales, série L, monuments ecclésias-

---

(1) *Chart.*, B. M. a Camp., fol. 28.
(2) *Hist. du dioc. de Paris*, tome IX. p. 418. Cette charte de Philippe Ier est insérée textuellement aux pièces justificatives de l'*Histoire de Saint-Germain-des-Prés*, par D. Bouillart, no XXXIX, 1re partie, p. *xxij*.

tiques , nº 124, un inventaire in-fº, ou cartulaire abrégé des titres des paroisses de Valenton , Châtillon et Fontenay-sous-Bagneux , dépendant de l'ancien office claustral du trésorier de l'abbaye de Saint-Germain-des-Prés-lès-Paris. La section de Châtillon commence au fº 67 de ce registre. La première pièce de cette section est une charte latine du XIIIᵉ siècle , donnée par *Eudes* , ou Odon , cinquante-troisième abbé de Saint-Germain-des-Prés. Nous croyons devoir donner textuellement ici cette charte , pour bien faire connaître le régime communal de Châtillon , sous le règne de saint Louis.

Layette B. Liasse A. Papiers réservés de la Seigneurie de Chastillon et Fontenay-sous-Bagneulx :

Omnibus, præsentes litteras inspecturis. Odo, Divinâ miseratione Sancti Germanis de Pratis Parisiensis humilis abbas æternam in Domino salutem. Universitati vestræ notum facimus quod in nostra præsentia constitutus Robertus filius defuncti Rolendi majoris de Vico, recognovit se vendidisse Thesaurario Ecclesiæ nostræ Pratum quod habebat in censivâ Thesauriæ nostræ situm inter Burgum Reginæ et Fontanetum pro quadraginta quinque libris Parisiensibus sibi a dicto Thesaurario jam solutis, pro quo videlicet prato dictus Robertus reddebat Thesauriæ singulis annis quindecim denarios censuales. Quam venditionem quittaverunt magister Petrus de Vico, Girardus major de Vico, Renaudus de Vico , Stephanus de Vico , fratres prædicti Roberti et Perretta de Liaus coram soror et Auburgis uxor ejus sponsæ suæ non coacti. Promittentes per fidem corporaliter coram nobis prestitam quod contra prædictam venditionem per se vel per alios in contrarium non venirent . et dictus Robertus per fidem coram nobis prestitam promisit se dictam venditionem ad usus et consuetudines Franciæ garantire et de hac garantizatione sic facienda pro damnis et præjudictis

A tous ceux, qui les présentes lettres verront , Eudes , par la miséricorde divine indigne abbé de Saint-Germain-des-Prés à Paris, salut éternel en N. S.

A tous faisons savoir qu'en notre présence Robert fils de Roland le grand *de Vico*, a reconnu avoir vendu au trésorier de notre église pour la somme de 45 livres parisis, déjà soldées par le sus dit trésorier, un pré qu'il possédait entre Bourg-la-Reine et Fontenay-aux-Roses, pour lequel pré ledit Robert payait chaque année à notre trésorerie une redevance de 15 deniers. Et consentirent librement à ladite vente maître Pierre de Vico, Girard le Grand de Vico , Renaud de Vico, Etienne de Vico , frères dudit Robert, ainsi que Perrette de Liaus sa sœur, et Auburge , son épouse légitime ; lesquels présens personnellement par devant nous, promirent sous la foi du serment de ne réclamer ni par eux, ni par d'autres , contre ladite vente. Et ledit Robert par devant nous attesta sous la foi du serment garantir cette vente selon les us et coutumes de (la province de) France, et pour garantie dans le cas où à l'occasion de cette vente quelque perte ou préjudice arriverait audit trésorier, Girard le Grand de Vico

si qua occasione hujus venditionis incur-
rere contingeret dictum Thesaurarium,
Girardus major de Vico constituit se
plagium per fidem suam corporalem quem
Girardo dictus Robertus assignavit ad
unam petiam vineæ suæ sitæ inter Burgum Reginæ et Balneolum ad quam re-
cursum haberet dictus Gerardus si ali-
quod damnum pro jam dicta fidei jus-
sione sustineret. In cujus rei testimonium
præsentes litteras ad petitionem partium
sigilli nostri manimine fecimus roborati.
Datum anno Domini millesimo ducente-
simo tricesimo primo mense Martis.

(*Locus sigilli.*)

arrêta la vente (se portant caution) sous
la foi du serment par devant nous; ledit
Robert ayant désigné à Girard une portion de la vigne située entre Bourg-la-
Reine et Bagneux, sur laquelle ledit
Girard pourrait avoir recours, si à cause
de son cautionnement, il souffrait quelque dommage.

En foi de quoi, sur la demande des
parties, nous avons dressé le présent
acte muni de notre sceau.

Donné en l'an du seigneur 1231 au
mois de mars.

(*Place du sceau.*)

A la suite de cette charte se trouve un acte portant acquisition de
1 livre 10 sous de rente, au profit du prieur de l'abbaye, et fondation
de son anniversaire et de celui de Roland-le-Grand, surnommé
de Vico, ladite rente assise sur le pré désigné dans la charte ci-
dessus. Il s'agissait sans doute de la livre numéraire de cette époque,
qui, sous saint Louis (1226-1270), représentait 18 fr. 44 c. 3 m. de
la valeur actuelle. (Voir Leblanc, *Traité des Monnaies. — Almanach
des Monnaies de* 1785.)

Au folio 17e de la table de ce même inventaire, il est fait mention d'un ancien terrier de la seigneurie de Châtillon, contenant
202 feuillets écrits, le surplus en blanc, commençant par les droits
seigneuriaux dus aux religieux de Saint-Germain-des-Prés, et terminés
par une table ou répertoire nominal des tenanciers et propriétaires
de divers héritages. — Nous n'avons point trouvé ce terrier dans les
titres et manuscrits provenant du fonds de l'abbaye.

La petitesse de l'église de Châtillon démontre péremptoirement que
ce village était encore bien peu de chose, même dans un temps déjà
bien éloigné de celui de son origine. De ce que la cure de ce lieu n'é-
tait point inscrite dans le Pouillé, ou catalogue des bénéfices ecclésiastiques de l'abbaye de Saint-Germain, ou de l'évêché de Paris au XIIIe
siècle, on peut rationnellement en conclure que cette cure n'a été
érigée qu'au XIVe siècle, au plus tôt.

Au moyen âge, il y a eu plusieurs seigneurs à Châtillon, d'autant
mieux qu'il y avait plusieurs fiefs; mais, pendant plus de six siècles,
la principale seigneurie a appartenu à l'abbaye de Saint-Germain-des-

Prés. Dom Jacques Bouillart, historien et religieux de ce monastère, dit, sous l'année 1192, que le roi (Philippe-Auguste) ratifia la vente de l'avouerie de Châtillon, faite à l'abbaye par Jean de Montaigny (1), et de tous les droits qu'il pouvait exiger en vin, en avoine et en argent, moyennant 145 livres Parisis (2). Pierre d'Hozier, juge d'armes et généalogiste de France, nomme un Germain de Braque, seigneur de Châtillon en 1443 ; il était échevin de la ville de Paris en 1447. Il descendait d'Arnault de Braque, chevalier, qui, en 1348, avec l'agrément de Philippe VI de Valois et de Foulque II, de Chanac, évêque de Paris, fit bâtir une chapelle et un hôpital près la porte du Chaume, l'une de celles de la clôture de Paris sous Philippe-Auguste, dans la rue qui porte encore le nom de Braque, joignant la rue du Chaume. On y voit encore les ruines de l'église, concédée en 1613 aux religieux de la Mercy, et dont l'enceinte, qui fait face à l'ancien palais des Guise, est transformée en cour, servant aujourd'hui d'entrepôt de charbon. (*Reg. episc. de Paris*, — *Calendrier historique de Paris*, page 44 ; Lebeuf, *Histoire du diocèse de Paris*, t. 1er, p. 333.) En 1611, les religieux de Saint-Germain-des-Prés mettaient encore CHASTILLON-SOUBS-BAIGNEUX dans le nombre des lieux où la justice leur appartenait, ce qui résulte d'un arrêt du parlement de Paris du 24 mars de ladite année, rapporté en entier par D. Jacques du Breul, moine de la même abbaye (3). Cependant D. Bouillart parle de l'aliénation de la terre de Châtillon comme d'un fait accompli dès avant l'an 1600, ce qui est vrai, puisqu'elle eut lieu en août 1597 ; puis il il ajoute que les bénédictins firent, en 1637, quelques procédures contre le lieutenant-criminel de Paris, au sujet de la seigneurie de ce lieu, aliénée depuis cinquante-sept ans, et qu'ils voulaient reprendre ; mais, qu'au lieu d'y donner suite, ils signèrent un compromis, par lequel ils déclaraient s'en rapporter à Michel le Masle, sieur des Roches, chanoine de Notre-Dame, et *portefeuille* du cardinal de Richelieu, que ce dernier avait désigné pour terminer amiablement

---

(1) Au moyen âge, on nommait *avoué* (advocatus), un seigneur ou un officier qui défendait les droits d'une commune, d'une église ou d'une abbaye. L'*Avouerie* était la dignité, l'emploi ; par extension on employait ce mot pour désigner le territoire où l'avoué exerçait son protectorat, moyennant certaines redevances.

(2) La livre numéraire représentait alors 19 fr. 66 c., 5 m. de la valeur actuelle. (*Alm. des Mon.*, 1783.)

(3) *Théâtre des antiquités de Paris*, liv. II, p. 325, édit. de 1612.

cette affaire (1). Cependant, on verra, par des titres que nous avons compulsés aux archives nationales, et que nous citerons ci-après, que l'abbaye de Saint-Germain-des-Prés conservait encore des droits féodaux et seigneuriaux à Châtillon, dans les trois dernières années qui précédèrent sa suppression, en 1790. Nous avons trouvé, dans le cartulaire précité, les lettres de François de Bourbon-Conti, abbé commandataire de Saint-Germain-des-Prés, quoique marié, en date du 25 septembre 1596, autorisant les religieux à aliéner les fiefs et justice de Châtillon. L'abbé claustral était alors Jean VI, *Percheron*.

Ce fut à Richard Tardieu, seigneur du Mesnil, que les religieux de Saint-Germain vendirent la terre de Châtillon en 1597 (2). Ce nouveau seigneur et ses descendants vinrent souvent habiter le vieux manoir féodal, qui subsiste encore au nord de l'église, qu'il avoisine, et dont la vaste cour est entourée de bâtiments fort irréguliers, accusant par leur aspect, leur simplicité primitive. Une petite porte cintrée, et quelques minces détails de constructions contemporaines, offrent encore, dans cette vieille habitation de cultivateurs, un certain cachet historique à l'œil exercé de l'archéologue. C'est de ce Richard Tardieu, ou de ses héritiers, que le bois taillis, situé au sommet de la montagne, à droite de la route, en allant à Meudon, a tiré son nom de BOIS TARDIEU, qu'il porte encore. Richard Tardieu mourut à Paris le 20 octobre 1626, dans sa maison, rue des Maçons-Sorbonne, paroisse Saint-Séverin, ainsi qu'il résulte de l'acte de son dé-

(1) *Hist. de l'Abbaye royale de Saint-Germain-des-Prés*, liv. III, p. 109, et liv. V, p. 231. — *Historiettes de Tallemant des Reaux*, tome VI, p. 187. Edit. de Monmerqué ; Paris, 1840.

(2) Samedi 23 août 1597, acte d'aliénation de la seigneurie et fief de Châtillon-sous-Bagneux, par acte passé devant Honoré de Saint-Leu, et Nicolas Le Camus, notaires au Châtelet de Paris, au profit de noble homme Richard Tardieu, sieur du Mesnil, conseiller-notaire et secrétaire du roi, demeurant à Paris, rue des Maçons, paroisse Saint-Séverin.... Ladite seigneurie consistant en haute, moyenne et basse justice, fourches, patibulaires, carcan et prison.... officier pour l'exercice d'icelle justice, droits de moulin, four et pressoir banneaux, droits de gelinage (chasse au vol) et de pain. Plus, un manoir seigneurial de présent en ruines et démoli par les gens de guerre (sous la ligue). Un clos fermé de murs, la plupart ruinés et abattus...... 25 arpents de terre labourable, en friche. Plus, la seigneurie qu'ont les religieux, et qui leur appartient, au village de Fontenay, consistant en moyenne et basse justice, hôtel seigneurial, etc. ; le tout tenant et mouvant de ladite abbaye...... et le tout moyennant la somme de 1,500 écus d'or au soleil (monnaie de François Ier, qui valut 60 sous jusqu'en 1615), en principal, qui devront être employés à l'acquit des dettes de l'abbaye. Plus, 66 écus d'or 2/3 qui leur ont été baillés pour l'achat de deux chandeliers d'argent pour servir à l'autel du chœur de leur église. (*Cartulaire de la seigneurie de Chastillon*, conservé aux archives nationales, série L, 124.)

cès, inscrit au registre paroissial de l'église de Châtillon, f° 257, n° 17 ;
son corps fut transféré à Châtillon, et inhumé le mardi 3 novembre
suivant, dans une cave voûtée, sous la chapelle de la Sainte Vierge,
sépulture que lui firent construire ses enfants et Gilles Charles sa
veuve. Cette dernière mourut à Paris, dans l'enceinte du Palais-de-
Justice, le 5 août 1631. Ses restes furent aussi transportés à Châtillon, et inhumés auprès du corps de son mari. Philibert Tardieu, seigneur du Mesnil et d'Arménonville, décédé le 28 septembre 1642, y
fut également transféré, et inhumé dans le même caveau le lendemain.
(*Ex reg. eccl. Castellion.*)

Mais les funérailles faites à Châtillon, dont le souvenir se conser-
vera le plus longtemps, sont celles de messire Jacques Tardieu, conseiller du roi, lieutenant-criminel au Châtelet de Paris (1), seigneur
de cette paroisse, de Lieucourt et autres lieux, le même que Boileau,
dans sa satire X°, vers 253°, appelle : un « *magistrat de hideuse
mémoire,* » et à qui les bénédictins de Saint-Germain-des-Prés eu-
rent la velléité d'intenter un procès en revendication, lequel, à
l'âge d'environ soixante-douze ans, fut assassiné avec Marie Ferrier sa femme, dans leur maison, sur le quai des Orfévres, paroisse de Saint-Barthélemy, le jour même de la fête patronale de cette
église, 24 août 1665, par René et François Touchet frères, natifs de
Niafle, en Anjou. Ces deux voleurs n'ayant pu ouvrir la porte pour
sortir, parce qu'il y avait un secret à la serrure, furent pris dans
l'appartement même, et trois jours après condamnés à être rompus
vifs sur un échafaud, à la pointe de l'Ile-du-Palais, devant la statue
de Henri IV. Sentence qui fut exécutée le 27 août. Les époux Tardieu avaient refusé de donner à ces misérables une somme de 50 pistoles, qu'ils avaient voulu leur emprunter. Ce terrible événement
évita un grand scandale à la magistrature parisienne, car, quelques
jours avant cet assassinat, Louis XIV avait ordonné au premier pré-
sident de Lamoignon de faire informer contre le lieutenant-criminel,
à cause de ses malversations.

Nous avons compulsé avec soin les registres mortuaires de l'ancienne

(1) Le magistrat investi de cette charge prononçait sur tous les crimes et délits
commis dans la banlieue. Il était aidé d'un exempt et de dix archers. Le lieutenant-
criminel était obligé de suivre les condamnés à la mort; il remplissait cette fonction
monté sur une mule, qui était l'ancienne monture des magistrats avant l'usage des
carrosses. En 1754, cette charge rapportait 100,000 livres. Il y avait un lieutenant-
criminel dans toutes les juridictions royales de l'ancienne France.

église de Saint-Barthélemy, à Paris, pour y trouver l'acte de décès
des époux Tardieu. Il n'existe pas sur la deuxième minute du Palais-
de-Justice, qui ne commence, pour cette paroisse, qu'en 1692. Nos
recherches sur la première minute, conservée au dépôt de l'Hôtel-de-
Ville, ont été plus heureuses. Nous y avons trouvé, dans le registre
23e, la mention suivante, qui offre un curieux exemple de l'excessif
laconisme employé à Paris dans la rédaction des actes de l'état civil
sous Louis XIV, deux ans avant la célèbre ordonnance de 1667, ré-
glant la tenue de ces registres : « Du lundy vingt-quatrième jour du
mois d'aoust (1665) furent apportés et déposés céans, les corps de
défunts M. Tardieu, lieutenant-criminel, et de Marie Ferrier, son
épouse, assassinés en leur maison, Isle-du-Palais. »

En compulsant le registre mortuaire de la paroisse de Châtillon
pour la même année, nous y avons trouvé inscrit, au f° 294, recto,
n° 39, l'acte suivant, beaucoup plus explicite que le précédent, qui
n'est, il est vrai, qu'un acte brief de dépôt ou de présentation, au
lieu que celui-ci, véritable acte de décès dans la forme légale, contient
des détails curieux et très-circonstanciés :

« L'an de grâce mil six cent soixante-et-cinq, le vingt-et-quatre
aoust, jour et férie de Saint-Barthélemy, messire Jacques Tardieu,
conseiller du Roy, son lieutenant criminel, seigneur de Chastillon-
soubs-Baigneux, Liancourt, Morin-sur-les-Bissons, et autres lieux,
aagé environ de soixante-douze ans; et dame Marie Ferrier, sa
femme, furent tués et massacrés à coups d'espées et pistolet, sur les
neuf à dix heures du matin, dans leur maison à Paris, en l'Isle-du-
Palais, sur le quai des Orfévres, par deux frères voleurs, nommés de
la Touche, natifs d'Angers, pour refus que ledit sieur et sa femme
leur firent de leur donner cinquante pistoles. Duquel assassinat Sa
Majesté ayant été advertie, envoya trois compagnies des gardes pour
empescher que la maison ne fût pillée. Les corps desquels, après avoir
été posés en l'église Saint-Barthélemy leur paroisse, furent transportés et inhumés, le jeudi suivant, vingt-sept aoust, dans l'église dudit
Chastillon, dans une cave soubz la chapelle de la Vierge, par moi,
Pierre Charton, bachelier en théologie, et curé dudit lieu, qui fus,
avec le clergé composé de messieurs les curés voisins, a aubes poe-
les, recepvoir lesdits corps sur les confins du territoire. »

Boileau connaissait particulièrement ces deux époux, aussi fameux
par leur sordide avarice que par leur mort funeste, tant parce qu'ils

demeuraient dans son voisinage, que parce que Jacques Tardieu avait tenu sur les fonts de baptême Jacques Boileau, docteur de Sorbonne et chanoine de la Sainte-Chapelle, frère du poëte. Il a, dans quatre-vingt-sept vers de sa Xe satire, fait une peinture énergique, mais peut-être un peu chargée, de leurs singuliers travers. Il dit lui-même que

« Ce récit passe un peu l'ordinaire mesure. »

Despréaux, en effet, a peint de main de maître les tristes inclinations du lieutenant-criminel et de sa digne moitié, qui était fille de Jérémie Ferrier, ministre protestant, mais qui abjura ensuite le calvinisme. Quoique connu de chacun, nous devons cependant reproduire ici, comme un complément indispensable à cette notice, le saisissant et impitoyable tableau du grand satirique.

> « Dans la robe on vantoit son illustre maison :
> Il était plein d'esprit, de sens et de raison;
> Seulement pour l'argent un peu trop de faiblesse
> De ces vertus en lui ravaloit la noblesse.
> Sa table, toutefois, sans superfluité,
> N'avoit rien que d'honnête en sa frugalité.
> Chez lui deux bons chevaux, de pareille encolure,
> Trouvoient dans l'écurie une pleine pâture ;
> Et du foin que leur bouche au râtelier laissoit,
> De surcroît une mule encor se nourrissoit.
> Mais cette soif de l'or qui le brûloit dans l'âme,
> Le fit enfin songer à choisir une femme,
> Et l'honneur dans ce choix ne fut point regardé.
> Vers son triste penchant son naturel guidé
> Le fit, dans une avare et sordide famille,
> Chercher un monstre affreux sous l'habit d'une fille ;
> Et, sans trop s'enquérir d'où la laide venoit,
> Il sut, ce fut assez, l'argent qu'on lui donnoit.
> Rien ne le rebuta, ni sa vue éraillée,
> Ni sa masse de chair bizarrement taillée ;
> Et trois cent mille francs avec elle obtenus
> La firent à ses yeux plus belle que Vénus.
> Il l'épouse, et bientôt son hôtesse nouvelle,
> Le préchant, lui fit voir qu'il était, au prix d'elle,
> Un vrai dissipateur, un parfait débauché.
> Lui-même le sentit, reconnut son péché,
> Se confessa prodigue, et, plein de repentance,
> Offrit sur ses avis de régler sa dépense.
> Aussitôt de chez eux tout rôti disparut;
> Le pain bis, renfermé, d'une moitié décrut;

Les deux chevaux, la mule, au marché s'envolèrent;
Deux grands laquais, à jeun, sur le soir s'en allèrent;
De ces coquins déjà l'on se trouvait lassé,
Et pour n'en plus revoir le reste fut chassé.
Deux servantes déjà, largement souffletées,
Avaient, à coups de pied, descendu les montées,
Et se voyant enfin hors de ce triste lieu,
Dans la rue en avaient rendu grâces à Dieu.
Un vieux valet restoit, seul chéri de son maître,
Que toujours il servit, et qu'il avait vu naître,
Et qui, de quelque somme amassée au bon temps,
Vivoit encore chez eux, partie à ses dépens.
Sa vue embarrassoit; il fallut s'en défaire; ·
Il fut de la maison chassé comme un corsaire.
Voilà nos deux époux sans valets, sans enfants,
Tous seuls dans leur logis libres et triomphants.
Alors on ne mit plus de borne à la lésine :
On condamna la cave, on ferma la cuisine;
Pour ne point s'en servir aux plus rigoureux mois,
Dans le fond d'un grenier on séquestra le bois.
L'un et l'autre, dès lors, vécut à l'aventure,
Des présents qu'à l'abri de la magistrature,
Le mari quelquefois des plaideurs extorquoit,
Ou de ce que la femme aux voisins escroquoit.
  Mais, pour bien mettre ici leur crasse en tout son lustre,
Il faut voir du logis sortir ce couple illustre ;
Il faut voir le mari tout poudreux, tout souillé,
Couvert d'un vieux chapeau de cordon dépouillé,
Et de sa robe en vain de pièces rajeunie,
A pied dans les ruisseaux traînant l'ignominie.
Mais qui pourrait compter le nombre de haillons,
De pièces, de lambeaux, de sales guenillons,
De chiffons ramassés dans la plus noire ordure,
Dont la femme aux bons jours composait sa parure?
Décrirai-je ses bas en trente endroits percés,
Ses souliers grimaçants vingt fois rapetassés.
Ses coiffes d'où pendoit, au bout d'une ficelle,
Un vieux masque pelé presque aussi hideux qu'elle ?
Peindrai-je son jupon bigarré de latin,
Qu'ensemble composoient trois thèses de satin,
Présent qu'en un procès sur certain privilége,
Firent à son mari les régents d'un collége.
Et qui sur cette jupe à maint rieur encor,
Derrière elle faisait lire *argumentabor ?*
  Mais peut-être j'invente une fable frivole.
Démens donc tout Paris, qui, prenant la parole,

Sur ce sujet encor, de bons témoins pourvu,
Tout prêt à le prouver, te dira : Je l'ai vu ;
Vingt ans j'ai vu ce couple, uni d'un même vice
A tous mes habitants montrer que l'avarice
Peut faire dans les biens trouver la pauvreté,
Et nous réduire à pis que la mendicité.
Des voleurs qui, chez eux, pleins d'espérance entrèrent,
De cette triste vie enfin les délivrèrent;
Digne et funeste fruit du nœud le plus affreux
Dont l'hymen ait jamais uni deux malheureux. »

Tallemant des Reaux fait connaître, de son côté, plusieurs traits de l'avarice sordide des époux Tardieu, qui avaient échappé à Despréaux. (Voir Historiette CXCᵉ, intitulée : *Ferrier, sa Fille et Tardieu;* et Historiette CCVIᵉ, intitulée : *M. de Laffemas*; tomes V et VI, édition de Monmerqué; Paris, Delloye, 1840.

Le jeudi 27 août 1665, pendant que les assassins subissaient leur châtiment, les corps des deux victimes furent transportés à Châtillon et inhumés dans le même caveau. En 1793, on fouilla le tombeau des Tardieu, pour enlever leurs cercueils de plomb, et leurs restes peu respectés furent enterrés dans le cimetière. La clef en forme d'écusson, qu'on voit à la voûte en arêtes de la chapelle de la Sainte Vierge, offrait jadis dans son champ, maintenant lisse, le blason de cette famille de robe.

En mars 1849, les travaux de réparations de l'église de Châtillon firent découvrir, sous plusieurs couches successives de badigeon, quelques parties de la litre, ou ceinture funèbre, figurant une bande de velours noir, dont on entoura l'enceinte du vaisseau, lors de l'enterrement des époux Tardieu, et qui était la marque distinctive et d'honneur des seigneurs hauts justiciers, comme dépositaires de la puissance publique dans les limites de leur censive. Cette litre était timbrée d'un chevron d'or sur champ d'azur, portant en chef une banderolle de gueules, chargée d'une étoile d'or à six pointes, et dans ses branches une croix mixte. Le tout était surmonté d'une espèce de nœud ou rosette d'où sortaient, en s'étendant à droite et à gauche, deux fanons déchiquetés. Le mauvais état de conservation, et la barbarie d'exécution de cette polychromie, due à un artiste paraissant avoir été peu versé dans la science héraldique, formaient une confusion qui nécessitait de recourir aux armoriaux officiels, avant d'asseoir notre jugement. Nous avons donc cherché à la Bibliothèque nationale, et nous reproduisons ici le véritable blason armorial des Tardieu, bonne et ancienne famille de judicature.

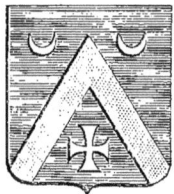

Sauf le chevron d'or, pièce principale de l'écu, et la couleur du
champ, il présente, par le fait de l'ignorance du peintre de la litre, de
notables différences avec les détails ci-dessus. Néanmoins, on y trouve
en substance la réminiscence du blason des Tardieu, reproduit ici,
qui portaient un chevron d'or sur champ d'azur, accompagné de deux
croissants d'argent en chef, les pointes en haut, et d'une croix pattée
de même en pointe.

Depuis près d'un siècle, les Tardieu étaient possesseurs de la terre,
fiefs et seigneurie de Châtillon. Pendant ce temps, l'abbaye de Saint-
Germain-des-Prés, qui avait peu à peu recouvré la situation prospère
que lui avaient fait perdre les guerres civiles sous la ligue, essaya
par plusieurs procédures successives de s'y faire réintégrer dans ses
anciens droits : mais ces tentatives étant demeurées inutiles, les religieux introduisirent une demande en retrait de cette terre, afin de la
réunir à perpétuité au domaine de leur abbaye, conformément à la
déclaration de Louis XIV en faveur du clergé, de l'an 1675, en
payant le huitième denier de l'aliénation : mais ils furent déboutés de
cette demande par un arrêt du grand conseil du 23 août 1678, rendu
contradictoirement entre les Bénédictins, demandeurs ; d'une part;
Jacques Séguier, évêque de Nîmes, et Jean Seguier, chevalier seigneur
de la Verrière, tous deux co-seigneurs de Châtillon, comme héritiers
de maître Jacques Tardieu, conseiller aux conseils du roi, et lieutenant-civil au Châtelet de Paris, défendeurs. Il résulte de ce même
arrêt que Jacques Tardieu avait payé 3,000 livres aux religieux,
comme supplément de son acquisition, et que ces derniers furent
condamnés aux dépens.

Il paraît cependant que l'abbaye, en aliénant la terre et seigneurie
de Châtillon, s'était réservé à perpétuité, et à titre de suzeraineté dominante, tous les droits honorifiques d'aveu, de foi et hommage dus

alors par un vassal à son seigneur direct, lors de chaque mutation, et qui ne faisaient point partie des fruits ou revenus. La table de l'inventaire précité relate un mémoire au sujet de la mouvance du fief de Saint-Germain à Châtillon, servant également pour la mouvance du fief de Saint-Germain à Fontenay-aux-Roses, qui pourrait jeter un grand jour sur cette question, aujourd'hui purement historique.

Nous avons trouvé dans le même cartulaire et inventaire, sous la date du 12 avril 1729, un procès-verbal de reprise des fiefs de Châtillon et de Fontenay-aux-Roses-sous-Bagneux, par Jacques-de-Vin, marchand et bourgeois de Paris (1), ancien juge consul de ladite ville, où se trouve décrite la forme de cette cérémonie féodale. Il résulte de cette pièce officielle que le nouveau propriétaire du fief, s'étant transporté à l'abbaye de Saint-Germain-des-Prés, s'est mis, suivant la coutume, en devoir de vassal, sans épée ni éperons, tête nue, un genou en terre, et a déclaré aux pères Célérier et procureur du monastère, qu'il leur faisait et portait foi et hommage, dont il était tenu, à cause de son fief de Saint-Germain, scis à Fontenay-aux-Roses-sous-Bagneux, suivant l'acquisition qu'il en avait faite de Nicolas Soullet, écuyer, conseiller-secrétaire du roi, par contrat du 3 août 1715; lequel Soullet avait acquis ce même fief de Louis-Antoine de Villerault, conseiller au parlement, par contrat du 1er septembre 1687. Ce dernier en était devenu lui-même possesseur comme donataire entrevifs. (Arch. nationales, série L., 124.)

En 1677, Jean-Baptiste Colbert, ministre de Louis XIV, acheta des héritiers Tardieu la terre de Châtillon, pour l'unir à celle de Sceaux, et en former un marquisat qui a passé, vers l'an 1700, dans la maison de Bourbon, par le duc du Maine, fils légitimé de Louis XIV et de madame de Montespan.

---

(1) Ce titre de *Bourgeois de Paris* avait alors une certaine importance. En 1372, Charles V, sur les remontrances du corps municipal, confirma les priviléges qui donnèrent aux citoyens de la première ville du royaume, les droits attribués à la noblesse, tels que le *bail*, ou la garde-noble de leurs enfants et de leurs parents; la liberté d'acquérir des fiefs et arrière-fiefs, et de les posséder avec les mêmes prérogatives que les nobles d'extraction; de pouvoir faire usage de *freins dorés*, et des autres ornements militaires, attachés à l'état de *chevalier*; enfin, d'être admis, ainsi que les gentilshommes d'extraction, à l'ordre de *chevalerie*. On trouve, dans nos annales, que souvent plusieurs de nos rois, successeurs de Charles V, ont renouvelé en faveur des Parisiens ces marques de distinction honorifiques et de bienveillance. (*Dict. hist. des Mœurs, usages et coutumes des Français*, par l'abbé Lachenaye-Dubois, tome 1er, p. 312. — *Dict. des dates*, tome , col. 1, p. 588.)

Dans la table de l'inventaire des titres de la seigneurie de Châtillon; on lit : 13 septembre 1701, transaction avec Louis-Auguste de Bourbon, duc du Maine, pour les héritages du parc de Sceaux relevant d'Antony, avec la foi et hommage du fief de Saint-Germain, scis à Châtillon.

Après la mort du duc et de la duchesse du Maine, fille du grand Condé, qui possédait encore cette seigneurie en 1766, elle échut au vénérable duc de Penthièvre, leur petit-fils, qui fut le dernier seigneur de Châtillon; en 1777, des réparations furent faites par ses ordres au vieux manoir des Tardieu, servant alors de logement au fermier (1).

Nous avons trouvé, dans le même inventaire, un acte passé devant Bellorgay et Prevost, son confrère, notaires au Châtelet de Paris, contenant aveu et dénombrement par S. A. R. Mgr le duc de Penthièvre, à Messieurs de l'abbaye royale de Saint-Germain-des-Prés, pour le fief de Saint-Germain à Châtillon, annexe de la baronnie de Sceaux , relevant ledit fief de la glèbe seigneuriale de ladite abbaye. Au même acte d'aveu est annexé le plan de la seigneurie de Châtillon, explicatif dudit aveu.

Outre la seigneurie foncière de Châtillon , il y avait anciennement dans ce village un fief appelé *le fief des Hanches-Marcade*, en mémoire duquel il existait, vers 1735, une tourelle encorbellée au coin d'une maison sur la place (2). Cette maison, située à l'angle des rues *de la Fontaine* et *de Paris*, habitée aujourd'hui par le sieur Amiot, débitant de tabac, était connue au siècle dernier sous le nom de *maison de la Tournelle*, et, lorsqu'on la reconstruisit, les officiers de la justice locale ordonnèrent qu'on y conserverait ce cul-de-lampe à côtes de melon, qu'on y voit encore actuellement, pour perpétuer le souvenir de ce fief, et qui, aussi sans doute, a pu servir de support à une statue de la sainte Vierge, ou de quelque saint patron, protecteur du pays.

Les religieuses bénédictines de Notre-Dame-de-Gif, à trois lieues au midi de Versailles, avaient aussi des propriétés à Châtillon (3). Leur manoir féodal était situé plus bas que le fief des Hanches, rue

---

(1) *Promenades de Sceaux-Penthièvre et de ses dépendances*, par M. Gaignat, procureur fiscal du prince; Amsterdam, 1778.

(2) Lebeuf, *Hist. du dioc. de Paris*, tome IX, p. 423.

(3) L'abbaye de Gif avait été fondée en 1180, par Maurice de Sully, évêque de Paris.

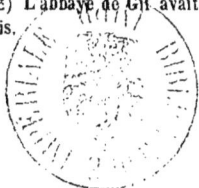

de la Fontaine, n° 10, auprès de la maison des sœurs tenant l'école des filles. Le logis principal, connu sous le nom de *Maison-Rouge*, et les autres bâtiments ont cédé au temps; il n'en reste qu'une cour commune, qu'on appelle la *Grande-Cour*, occupée par divers particuliers. Ce vieux manoir est visité aujourd'hui par une foule d'estropiés qui viennent y consulter une femme du pays, laquelle, sans avoir étudié l'art de guérir, opère souvent, dit-on, des cures remarquables. L'abbé Lebeuf donne à entendre que les religieuses de Gif jouissaient d'un droit de dixmes à Châtillon, droit qu'elles abandonnèrent au curé pour une rente annuelle de 12 livres ; apparemment en vertu d'un accord souscrit en 1534, entre Jacques Bardelin, curé de Châtillon, et Marguerite Gouge, abbesse de Gif, approuvé par le cardinal Jean du Bellay, évêque de Paris, le 5 septembre de la même année.

Dans la liste donnée par Sauval des biens que l'ordre de Malte possédait dans la généralité de Paris, on lit que la commanderie de Saint-Jean-de-Latran avait des terres et des vignes à Châtillon; ces biens, qui avaient sans doute appartenu aux Templiers, étaient exempts de la dixme (1).

Au XVᵉ siècle, lorsque les Anglais s'étaient emparés du gouvernement de la France, on vit ce qui arrive toujours quand l'inviolabilité monarchique est méconnue ; on vit, disons-nous, la fidélité dépouillée au profit du parti triomphant. Les comptes de l'ordinaire de la prévôté de Paris, années 1423 à 1427, insérés dans Sauval, nous en fournissent une preuve à l'occasion des biens que Bernard de Braque et Charles Culdoé, bourgeois de Paris, attachés à Charles VII, possédaient à Châtillon, et dont ils furent dépossédés par confiscation, sous prétexte de forfaiture, mais plutôt en expiation de leur honorable fidélité, par Henri VI, roi d'Angleterre, se disant roi de France, en faveur de trois hommes de son parti : Jacques Pernel, Pierre de Fontenay, chevaliers, et un certain Mathieu Hola, non qualifié (2). C'étaient des hommes politiques comme nous en connaissons tant aujourd'hui, adorateurs de toutes les causes triomphantes, et qui ont le génie de profiter des changements sans compromettre jamais ni leur position ni leur avenir. Il résulte de ceci, et de ce que nous

---

(1) *Antiquités de Paris*, par Henry Sauval, avocat, tome 1ᵉʳ, p. 612.
(2) *Antiquités de Paris*, tome III, p. 327.

avons dit ci-dessus, page 8, que les de Braque, seigneurs primitifs de Châtillon, étaient des personnages d'une haute distinction, prenant part aux affaires publiques sous les règnes de Jean , de Charles V et de Charles VI, notamment Arnault et Nicolas de Braque son fils, et qu'ils possédèrent longtemps cette seigneurie de Châtillon et des terres à Fontenay-aux-Roses, aussi confisquées par les Anglais, suivant le témoignage de Sauval (1).

L'histoire ne révèle aucun fait d'un intérêt remarquable, qui se serait passé à Châtillon ou sur son territoire. Néanmoins, Enguerrand de Monstrelet, célèbre historiographe du XVᵉ siècle, et biographe du roi Charles VI, fait mention de Châtillon dans la vie de ce prince, lorsqu'il raconte les excès de la guerre civile, dite des Armagnacs et des Bourguignons, entre les ducs d'Orléans et de Bourgogne. Il dit qu'en 1417 Jean-sans-Peur, duc de Bourgogne, revenant de Meulan et du val de Galie, cette vallée profonde où, deux cent cinquante ans après, Louis XIV créa Versailles, il vint camper, dans les premiers jours d'octobre, sur la montagne de Châtillon. Il s'y trouvait, ajoute l'historien, un arbre sec, sur lequel le duc fit placer son étendard, de sorte qu'il pouvait être vu de tous les villages de la plaine, et même de Paris. L'armée bourguignonne resta huit jours en ce lieu pour se rafraîchir ; elle pilla pendant ce temps tous les villages d'alentour à plus de huit lieues de distance. Voulant ensuite surprendre Paris, Jean-sans-Peur vint asseoir son camp à Montrouge ; son armée tenait Vaugirard, Vanvres , Meudon et tout le pays autour des portes de la ville ; elle occupait Saint-Jacques, Saint-Marceau et Saint-Michel....... Mais lorsqu'il vit qu'il ne pouvait exciter aucune commotion dans Paris, il alla faire le siége de Montlhéry (2).

Pendant ces horribles pillages des Bourguignons, les habitants de Châtillon n'avaient plus, comme au XIIIᵉ siècle, de seigneur qui prît leur défense, car cette terre avait eu, comme beaucoup d'autres, un seigneur du voisinage pour protecteur ou *avoué*. Il lui était dû à ce titre une certaine quantité d'avoine , qui se levait sur le territoire. Ce droit s'appelait *tensamentum*, ce qui revient au mot *protectio*. Nous avons dit précédemment que l'abbaye de Saint-Germain-des-Prés acquit,

_____

(1) Les bustes en pierres de Nicolas de Braque et de Jeanne la Bouteillière, sa femme, provenant de la chapelle hospitalière des Pères de la Mercy, qu'on voyait au musée des Petits-Augustins, ont été transférés dans celui de Versailles.

(2) De Barante, *Hist. des Ducs de Bourgogne*, tome IV, p. 314. Edit. 1826.

vers 1206, l'avouerie de Châtillon : Jean d'Issy, écuyer, et Mathilde sa femme, jouissaient des droits attachés à cette avouerie, dans ce même siècle. Ils en vendirent quatre septiers aux exécuteurs testamentaires de Luc de Gif, chanoine de l'Église de Paris, afin que le revenu servît à augmenter la distribution manuelle des assistances de matines capitulaires (1).

Châtillon, comme tant d'autres villages, n'offre autre chose à mentionner, en fait de monuments, que son église, dont nous avons déjà signalé plus haut la petitesse. Bâtie, en partie, vers le commencement du XVe siècle, elle a conservé intérieurement cette simplicité de plan qui distingue les édifices religieux des époques antérieures, et qu'on aime à retrouver. Orientée selon la prescription des constitutions apostoliques, du levant au couchant, son bâtiment est un petit parallélogramme composé d'une nef et de deux collatéraux. La nef se termine par une abside à trois pans, dont la voûte en arêtes est peu élevée. Les nervures de cette voûte, qui prennent naissance dans les angles rentrants, tant sur des culs-de-lampe feuillagés et postiches, appliqués dans une récente réparation, que sur les tailloirs des chapiteaux des deux piliers, prêtent leur appui à cette même voûte, et se réunissent à une clef commune au-dessus du maître-autel. Le chœur, tel qu'il était en 1844, paraissait être d'une structure d'environ l'an 1450. Il a été prolongé de 3 mètres et demi environ en 1845, et a subi de grandes modifications dans cette circonstance. Il est éclairé par quatre fenêtres ogives, modernes, sans meneaux. Le cul de four terminant aujourd'hui l'abside remplace l'ancienne fenêtre à meneaux qu'on voyait en 1844, mais bouchée depuis longtemps. Les bas côtés finissent au niveau de l'entrée du chœur.

Jusqu'en 1826, les murs de l'abside, au-dessus et de chaque côté de l'autel, qui n'était pas alors isolé, ont été revêtus jusqu'à la hauteur des fenêtres, en lambris de chêne, d'une bonne menuiserie, en style renaissance, dont les panneaux latéraux étaient remplis par quatre tableaux sur toile, exécutés avec assez de goût, vers la fin du règne de Louis XIV, par un curé de Châtillon, amateur des arts. Il est fâcheux que M. l'abbé Queudot ait eu, en 1826, la déplorable pensée de détruire cette décoration d'un assez bon effet, et que nous

_____

(1) *Nécrologe de l'église de Paris*, 14 janvier.—Lebeuf, *Hist. du dioc. de Paris*, tome IX, p. 424.

avons encore vue, pour lui substituer un misérable et froid lambris
de toile peinte en marbre gris veiné, comme celui d'une salle de bain,
et imitant fort gauchement un corps de menuiserie à panneaux ren-
foncés, dont les derniers travaux pour le prolongement du chœur ont
fait bonne justice. Au reste, il existe encore dans l'église des débris
de ces quatre tableaux, dont l'avait autrefois dotée son curé, artiste,
et particulièrement un saint Jérôme. Nous disons des débris, car,
étant primitivement plus larges que haut, et fixés dans des encadre-
ments dorés à lignes, style Louis XV, contournées au sommet, le
même M. Queudot les a considérablement coupés sur tous les sens,
pour les équarrir et leur donner, contrairement à leur condition na-
tive, une forme plus haute que large.

La nef est formée de cinq travées en ogives profilées de moulures
de chaque côté, à l'exception de la première travée à gauche en entrant, qui est en plein cintre, et de style néo-grec, parce qu'elle fait
partie des constructions inférieures de la tour, adjonction du commencement du XVIIᵉ siècle. Il y a lieu de regretter que l'énorme
jambage en pilastre, supportant cette tour, ait été dressé en saillie au
devant de la seconde travée ogivale qu'elle cache en partie, en dé-
truisant la symétrie et la régularité du plan général de l'église.

Les piliers de la nef sont cylindriques, coiffés de lourds chapiteaux
carrés, dont trois seulement sont sculptés d'un dessin différent, mais
sans intérêt artistique. Quelques-uns, dans le chœur, affectent une
forme rustique : taillés en chanfrein, ils ont sur le devant de leur
corbeille une sorte de médaillon lisse, qui paraît avoir été ménagé
pour recevoir les onctions lors de la consécration de l'église. La base
de tous ces piliers, élevée à peu près à un tiers de leur hauteur, a
perdu sa forme primitive par des remaniements successifs et inintel-
ligents.

Le chapiteau de l'un des piliers du chœur, du côté du nord, qui
était toujours resté simplement épannelé, et ceux de deux autres piliers neufs de chaque côté, construits lors de l'agrandissement de
l'église, en 1844, ont été sculptés aux frais de M. Martin (Didier),
ancien maire de Châtillon, de la fabrique, et de M. le curé, par
M. Pyanet, chargé des travaux de sculpture de Notre-Dame et de la
Sainte-Chapelle de Paris, maintenant en restauration. L'habile artiste
a orné, avec un goût parfait, les gorges de ces chapiteaux, de rin-
ceaux de vignes, feuilles et grappes ; symbole mystique, faisant allu-

sion à ces paroles de Jésus-Christ : « *Je suis la vigne, et vous en êtes le bois.* » puis des feuilles de l'acanthe épineuse, mélangées avec celles du chardon, et accompagnées de leurs fleurs : plantes qui ont entre elles beaucoup d'analogie, et qui étaient communément employées dans la sculpture végétale des monuments religieux au XVᵉ siècle.

Les sculptures des clefs de voûtes et des culs-de-lampe sur lesquels viennent retomber, en se pénétrant, les nervures croisées de ces mêmes voûtes, sont de simples surmoulages en plâtre, faits sur des modèles du même siècle, ou à peu près, et mis en place en 1845.

En retraite de chaque collatéral est une chapelle décorée symétriquement d'un arc ogive, avec cul de four, éclairé d'en haut comme celui du chœur. Celle au nord est dédiée à la sainte Vierge, dont la statue occupe le fond. Celle au midi est actuellement, en vertu d'une décision de l'ordinaire, du courant de l'année 1845, sous le double vocable de saint Eutrope, patron primitif de Châtillon, et du Sacré-Cœur de Jésus, dont les attributs sont pareillement dans l'ogive au-dessus de l'autel. Le collatéral du midi, entièrement voûté en arêtes à nervures croisées, est éclairé par cinq fenêtres cintrées. Au nord, la chapelle de la Vierge, seulement, est voûtée en arêtes, le reste du sous-aile est plafonné, ainsi que la nef. Les anciennes fenêtres ont disparu, et étaient remplacées par de hideux châssis à carreaux, que l'on vient de symétriser par des vitres en résilles de plomb, ornées de croix dans leur champ, comme celles du collatéral sud.

L'entrée de l'église, qui n'a point de portail, est formée d'une large baie en plein cintre, ourlée d'une gorge ou moulure concave. Elle est précédée d'un vestibule dont le frontispice est d'une ordonnance pauvre et de mauvais goût, dans un style néo-grec.

La tour carrée, dont le style accuse l'époque de Louis XIV, est considérable par sa grosseur disproportionnée avec les modestes dimensions du bâtiment de l'église. Ses contreforts sont ornés de volutes et couronnés de petits frontons cintrés qui la feraient approcher de l'architecture ionique, si on pouvait présumer que l'architecte qui l'a bâtie avait le goût de l'antiquité. Chaque face est remplie par une arcature géminée en plein cintre, contenant les abat-sons du beffroi. On s'est borné à la couvrir d'un toit obtus à quatre pentes, fort disgracieux, et amorti par cet emblème iconographique et si usité du coq, qui, tout en indiquant les vents, en tournant sur sa tige, sert aussi d'avertissement aux chrétiens de veiller sur eux-mêmes, en leur rappelant le coq qui fit ressouvenir saint Pierre de la prédiction que Jésus lui avait faite. La hauteur de cette tour est proportionnée avec le peu d'élévation de l'église, mais elle est en désaccord avec la largeur de ses propres dimensions. Tout laisse présumer qu'elle a été bâtie pour recevoir une flèche, qu'on aurait découverte de fort loin, à cause de l'élévation du sol en cet endroit. Ce monument, en raison de l'époque qu'il rappelle par sa forme, paraît être dû à la libéralité du grand Colbert, ou à celle du duc du Maine, seigneurs successifs de Châtillon (1). Le conseil municipal de cette commune devrait bien imiter la munificence de celui de Bagneux, qui, en 1849, a rétabli la flèche de sa belle église du XIIIe siècle.

A l'extérieur, le bâtiment de l'église, de la plus modeste apparence, n'offre rien d'élégant ni de monumental. Il est même surprenant que, dans un pays abondant en carrières de pierres de grandes dimensions et d'excellente qualité, l'église, vieux monument de la famille chrétienne, soit bâtie, pour la majeure partie, en moellons et en blocage. Inutile de dire que l'abside est flanquée de contreforts sur les angles, et que les murs latéraux en sont également soutenus entre les fenêtres. Une lourde toiture de tuiles, à deux eaux, couvre à la fois, comme un appentis, la nef et les collatéraux. Du reste, si on examine attentivement ce petit édifice, et l'espèce de recherche apportée dans sa construction intérieure, toute modeste qu'elle paraisse, il est impossible de penser que la nef et le collatéral nord n'ont jamais été voûtés. Il est au contraire rationnel d'admettre que l'église

---

(1) Cette tour renferme une seule cloche, dont la voix est fort belle, relativement à ses dimensions. Elle sert simultanément à la sonnerie des divins offices et de timbre pour l'horloge publique. Cette cloche porte l'inscription suivante :

L'an 1832.

Je pèse 1706 livres (ou 833 kilog.)
J'ai été bénite le 25 novembre 1832
Par
M. Caillon, chanoine de Paris
Et nommée *Madelaine*.
Parrain : M. Jh. Barbeau,
Marraine : Mme M A. Bachelier, F^{me} Martin (Didier).
M. Courtois, 1er marguillier.
M. Robineau, maire.
M. P. Barbeau, adjoint.

M. Hildebrand, fondeur à Paris.

de Châtillon a été saccagée, comme la plupart de celles des environs de Paris, pendant les guerres civiles de la Réforme, au XVIe siècle, et que les paroissiens, ruinés eux-mêmes par les calvinistes, ne purent faire que les réparations les plus urgentes, sans se préoccuper de l'homogénéité primitive du monument, qui assurément était complétement voûté. Ainsi la nef, plus haute que le chœur, était probablement éclairée par des fenêtres percées au-dessus de chaque travée, et couverte par un comble distinct de ceux des bas-côtés.

Il y a aussi lieu de conjecturer qu'avant la construction de cette église, et sur son emplacement même, qui devait dépendre d'une paroisse voisine, sinon de celle de Bagneux, il existait une chapelle dédiée à saint Eutrope, premier évêque de Xaintes (Saintes), dans l'ancienne province de Saintonge, et martyr (1). Peut-être, suivant l'opinion de l'abbé Lebeuf, cet oratoire primitif aurait pu être bâti au XIIIe siècle, au moyen d'une pieuse aumône donnée à cet effet par Philippe IV, dit le Bel, et par la reine Jeanne de Navarre, sa femme, qui avait une grande dévotion pour ce saint martyr. Lorsque, par suite de l'érection de Châtillon en paroisse, cette chapelle fut devenue plus grande, elle porta les noms des saints apôtres Philippe et Jacques-le-Mineur, dont la fête arrive le 1er mai, le lendemain de celle de saint Eutrope, peut-être par extension de la festivité du saint évêque, ou bien par déférence pour quelque bienfaiteur ayant pour prénoms ceux des deux apôtres, et qui aurait contribué de ses deniers à l'agrandissement de cette église. Le même abbé Lebeuf dit avoir lu dans d'anciennes lettres de provisions bénéficiales, datées du 18 juillet 1489, que saint Jacques et saint Philippe y étaient dits patrons de l'église de Châtillon. Les deux piliers de la nef auprès de la chapelle Saint-Eutrope, dont les chapiteaux sculptés se distinguent par des volutes en cornes de bélier, nous paraissent avoir appartenu à la chapelle primitive du saint évêque. Sur la corbeille de l'un d'eux, on voit, entre des palmettes, un petit écusson dont le blason a été haché, supporté par

(1) Saint Eutrope, après avoir prêché la foi avec beaucoup de succès parmi les peuples de la Saintonge, fut martyrisé vers le IIIe siècle; on ignore également la suite de ses actions, les circonstances et le temps de son martyre. On conservait sa tête dans la cathédrale de Saintes, et une autre portion considérable de ses reliques dans l'abbaye bénédictine de la Trinité, à Vendôme; on a cru jusqu'à ce jour, que le reste avait été détruit par les calvinistes, au XVIe siècle. On fait sa fête le 30 avril. (Voir Baillet, *Vies des Saints*, tome 1er, 30 avril.)

deux anges aux ailes éployées. En démolissant, en 1845, le vieux mur de retraite de cette chapelle, on y a trouvé une gracieuse fenêtre à meneaux flamboyants et prismatiques du XVe siècle. (1).

Soit que le changement de vocable ait été dû à un sentiment de reconnaissance pour quelque bienfaiteur, ou que, par la raison du concours du peuple qui venait en pélerinage de tous les environs à Châtillon, pour se faire dire des évangiles le jour de saint Eutrope, on ait trouvé plus facile de contenter cette dévotion un jour chômé, tel qu'était la fête de saint Jacques et saint Philippe, il n'en est pas moins certain, toujours d'après le témoignage du savant abbé Lebeuf, qu'on lisait de son temps, dans les titres paroissiaux de l'église de Châtillon, aujourd'hui détruits, qu'en l'an 1541, le 17 mai, Louis du Bellay, archidiacre de Paris, trésorier d'Angers, conseiller au Parlement et grand-vicaire de Jean du Bellay, cardinal et évêque de Paris, accorda aux curé et habitants de la paroisse Saint-Philippe

---

(1) Le 19 mai 1843, des ouvriers étaient occupés à des travaux de restauration dans l'église souterraine de saint Eutrope, à Saintes, fondée sur le roc vif. En sondant l'extrémité orientale de cette crypte, ils trouvèrent dans l'axe, au milieu d'un sol de remblai, et sous cinq couches superposées de moellons, un sarcophage dont le couvercle, taillé en bizeau, recouvrait une auge en pierre, renfermant toutes les parties du corps de saint Eutrope, formant le complément de celles dont il est question dans la note précédente, que possède aujourd'hui l'église de Saintes, et qu'elle offre à la vénération publique depuis un temps immémorial. Dès la première nouvelle de cette découverte inattendue, qui a excité un vif et légitime intérêt, Mgr. l'évêque de la Rochelle nomma une commission prise parmi les hommes les plus instruits de Saintes, à l'effet d'en examiner en détail toutes les circonstances, et de lui transmettre son avis motivé. Le résultat de cette enquête fut, que la sépulture que l'on venait de découvrir devait être celle de saint Eutrope, l'apôtre de cette contrée de la Gaule. Quoique disposé à embrasser cette opinion, et quelque fondée que parût cette conclusion de l'enquête, Mgr. l'évêque, craignant de se laisser entraîner par une illusion fâcheuse en matière si grave, voulut, avant de prononcer sa décision définitive, soumettre la question à des personnes qu'il jugea les plus versées dans ces discussions épineuses, et les plus en garde contre un enthousiasme irréfléchi. Au nombre de ces savants était feu M. Letronne, l'un des plus illustres antiquaires, membre de l'Institut et garde général des archives nationales, qui fit de cet examen l'objet d'un curieux mémoire, lu à l'Académie des inscriptions, puis inséré dans le *Recueil des pièces relatives à la reconnaissance des reliques trouvées dans l'église souterraine de Saint-Eutrope à Saintes*. (Saint-Jean-d'Angely, 1843). Ce mémoire, qui sert à établir péremptoirement l'authenticité de cette antique sépulture et des glorieux ossements qu'elle renfermait, a été reproduit avec un dessin du sarcophage, dans la *Revue archéologique*, tome II, p. 569 et suiv., et *Appendice*, p. 718 et suiv. M. le curé de Châtillon espère obtenir quelques parcelles du corps de saint Eutrope, patron primitif de sa paroisse.

et Saint-Jacques de Châtillon la permission de faire *dédier* leur église par Charles, évêque *in partibus* de Mégare en Attique, à condition que cette dédicace serait célébrée le 30 avril, jour de saint Eutrope. Les registres épiscopaux de l'église de Paris mentionnent en outre que l'église de Châtillon fut effectivement dédiée par l'évêque de Mégare, le 17 juillet de l'année 1541, et qu'il ordonna, suivant la décision de l'ordinaire, que l'anniversaire s'en ferait le 30 avril (1). Ainsi, il y a dans ce même jour deux fêtes à Châtillon : celle de la dédicace de l'église et celle de saint Eutrope, qui est la moins solennelle. Les travaux exécutés en 1845, pour l'agrandissement de l'église, ayant nécessité le déplacement du banc de l'œuvre, on a retrouvé, sous le lambris qui enveloppait le pilier contre lequel ce banc était établi, une croix de consécration qui paraît remonter à l'an 1541. C'est une croix ancrée et ombrée entourée d'un cercle, le tout peint sur le pilier. Saint Sulpice, archevêque de Bourges, était spécialement honoré à Châtillon, en 1560. Le jour de sa fête était l'un de ceux où il y avait des indulgences attachées à ceux qui visiteraient cette église rurale, qui en possédait probablement quelques reliques.

Les religieux de Saint-Germain-des-Prés possédaient la seigneurie de Châtillon, mais la nomination à la cure appartenait aux évêques de Paris, suivant le pouillé du XVe siècle et ceux des années 1626 et 1648. Néanmoins, une copie du pouillé de Paris insérée aux registres épiscopaux, sous la date du 15 avril 1560, disait, en parlant de la collation de la cure de Châtillon : *Capitulum Parisiense vel episcopus.* Il paraît assez naturel, en effet, que le chapitre de Paris ait dû participer à cette collation, à cause de la proximité de Bagneux, dont Châtillon a dû être originairement démembré, et dont la cure était à sa nomination dès le IXe siècle. Il est pareillement probable que les premières maisons bâties à Châtillon étaient plutôt de la paroisse de Bagneux que d'aucune autre circonvoisine. Mais, attendu qu'en érigeant la cure de Châtillon, on ne pouvait lui assigner de territoire du côté de Bagneux, à cause de l'extrême voisinage, on lui en donna sur le finage de Clamart, et pour ce motif, le curé de Châtillon payait annuellement à celui de Clamart trois septiers de blé méteil, c'est-

---

(1) Les Registres épiscopaux, les grand et petit Pastoral et le Livre noir de l'évêché, sont aujourd'hui aux archives du royaume, section historique, série L, comprenant les monuments ecclésiastiques du diocèse de Paris.

à-dire de froment et de seigle mêlés ensemble. Il payait aussi une redevance de six boisseaux au chapitre de Notre-Dame de Paris. C'est ainsi que le curé de Châtillon était devenu gros décimateur. Au reste, la totalité des dixmes ne s'étendait que sur quatre-vingts arpents (1).

La chapelle de saint Eutrope fut restaurée en 1610, et toute l'église en 1741. Suivant l'antique et saint usage qui plaçait le tombeau du chrétien auprès de la cuve baptismale, afin de rappeler aux générations vivantes le devoir d'accorder aux défunts les prières dont elles auront besoin un jour, le cimetière longeait le flanc méridional de l'église et le chevet ; il a été supprimé en 1826. On démolit l'année suivante les murs de clôture, puis on nivela le terrain, alors beaucoup plus élevé que le sol de l'église, ce qui la rendait humide. Les ossements furent transférés dans le nouveau cimetière que l'autorité communale venait de faire établir sur la route de Châtillon à Clamart. Par suite de ce changement, les murs déchaussés de l'église furent repris en sous-œuvre. Les propriétaires de carrières du pays fournirent, avec un désintéressement parfait, la pierre nécessaire pour cette réparation. Depuis lors, le terrain de l'étroit cimetière, planté d'arbres, a été réuni à la voie publique. Cependant, malgré le nivellement du terrain de cet ancien cimetière avec celui de la chaussée, il faut encore descendre deux marches pour entrer dans l'église.

Depuis 1828, la paroisse de Châtillon est desservie par un prêtre plein de zèle pour la gloire de Dieu et de sollicitude pour le salut des âmes confiées à ses soins spirituels. M. l'abbé Stefani permuta la cure de Stains, près Saint-Denis, avec M. l'abbé Queudot, dont la mémoire n'est pas encore oubliée à Châtillon. Depuis lors, M. l'abbé Pascal Stefani, a su, par ses excellentes qualités, mériter constamment l'estime et la considération de l'autorité locale et de ses paroissiens dans toutes les conditions. Si un curé est pour son troupeau l'ordre, la loi vivante et la paix du village, c'est surtout dans les temps difficiles où nous vivons que les rapports entre l'autorité religieuse et civile doivent être basés sur un esprit de sage conciliation. Aussi, M. le curé de Châtillon semble-t-il mettre sans cesse en pratique cette maxime du sage : « Faites-vous aimer, afin que l'on aime dans votre bouche la vérité et la justice. » Cette bienveillance a tourné naturelle-

---

(1) Lebeuf, *Hist du dioc. de Paris*, tome IX, p. 421.

ment au profit de la paroisse. Depuis 1836 , et d'après le vœu de
M. le curé, l'école communale de filles est dirigée par deux sœurs de
la Providence. C'est aussi par sa sollicitude et sur ses instances que
l'agrandissement de l'église a été exécuté. La dépense de cette entre-
prise fut évaluée à 10,170 fr. La commune s'imposa, en deux années,
3,600 fr. pour sa part; mais cette imposition ne fut pas autorisée.
Alors, le ministre de l'intérieur, sur la proposition de M. de Rambu-
teau, préfet de la Seine, accorda à la commune de Châtillon un
secours de 7,600 fr. sur le fonds de réserve de l'octroi de banlieue,
et le ministre des cultes une subvention de 2,500 fr., ce qui faisait un
fonds de 10,100 fr. qui permit de se mettre aussitôt à l'œuvre. Les
travaux, adjugés le 22 mai 1844, pour le prix de 8,231 fr. , ont été
faits et terminés en 1845, sous la direction de M. Naissant, architecte
du département.

La décoration intérieure et artistique de l'église devint une consé-
quence de ces grands remaniements. L'abside, actuellement terminée
par un hémicycle, dont le fond bleu azur est encadré d'un arc ogive,
laisse apercevoir, sur des culs-de-lampe ornés, au-dessus du maître-
autel, isolé à la romaine, la statue de Jésus docteur, entre celles des
deux saints patrons; mais les proportions de ces figures sont un
peu trop fortes, relativement à leur emplacement. Les deux chapelles
latérales ont reçu une ornementation ogivale analogue à celle du
chœur. Les autels sont ornés d'arcatures avec des statuettes dans
les champs. Le grand autel, les gradins, le tabernacle et la crédence
d'exposition, ornés de découpures en dentelles, de clochetons, de
moulures et de figurines, peints en couleur de chêne et rechampis en
or, se distinguent par leur majesté d'ensemble et d'élévation. Le devant
de l'autel est rempli par une glace, derrière laquelle on voit dans
une gloire rayonnante l'agneau, symbole de J.-C., couché sur le mys-
térieux livre aux sept sceaux de l'Apocalypse. Deux piédestaux en retraite de l'autel supportent deux anges aux ailes à demi-ouvertes,
dans l'attitude de l'adoration.

S'il fallait examiner en détail et selon les règles archéologiques
toutes ces choses faites avec des matières peu coûteuses, et moins du-
rables que la pierre, on pourrait, sans doute, signaler des incohé-
rences de style, quelques défauts de goût dans certaines parties
d'ornementation, prises sur de mauvais modèles ; tels, par exemple,
que les dais qui abritent les statues de saint Eutrope et de saint Vin-

cent de Paul, dans la chapelle méridionale, et les feuilles de chou semées si disgracieusement sur les rampants de l'arc ogive au-dessus de l'autel de cette même chapelle. On pourrait peut-être aussi désirer, en général, plus de sobriété dans la dorure qui se ternira promptement ; mais il faut tenir compte au bon curé de Châtillon du zèle qu'il a déployé pour orner ainsi son église, dont la bonne tenue se fait remarquer parmi toutes celles du littoral, et lui savoir gré de son amour' pour l'art religieux.

La sacristie, refaite aussi à neuf et reculée au chevet de l'église du côté droit, réunit, dans un petit espace, toutes les commodités désirables pour la solennité et la décence du culte et de la liturgie. Le sol et les murs sont revêtus en menuiserie, exécutée avec goût, par M. Delille, menuisier à Châtillon, sous la direction de M. du Royoux, architecte. La boiserie de la crédence est particulièrement remarquable par une décoration ogivale trigéminée, au centre de laquelle est fixé un crucifix.

Aucun autre souvenir monumental des anciens curés de Châtillon n'a franchi l'espace des temps, sinon cette inscription gravée sur une table de marbre blanc, scellée dans le sanctuaire, du côté de l'Évangile :

Ad pedes altaris

Jacet

M. Petrus *Duvivier*, presbyter,

Rector hujusce ecclesiæ,

Cui præfuit per annos circiter 40,

Plæbi suæ gratus,

Erga pauperes munificus,

Omnibus benevolus,

Extremum diem clausit die 15 7^{bris}

MDCCXIX.

Anno ætatis suæ 81.

Requiescat in pace.

L'église de Châtillon ne possédait aucune relique qu'on vît exposée, sinon une parcelle authentique du bois de la vraie croix, enfermée dans l'intersection d'une croix argentée, qu'on donne à baiser aux fidèles, dans les jours où l'on vénère particulièrement cet instrument de notre rédemption ; mais l'ordinaire du diocèse vient de l'enrichir, en cette année 1846, d'une portion authentique des reliques de ses patrons saint Jacques et saint Philippe (1).

Il existe, dans l'église de Châtillon, une confrérie du Rosaire, affiliée à l'archi-confrérie du Très-Saint-et-Immaculé-Cœur-de-Marie, pour la conversion des pécheurs, établie dans l'église paroissiale de Notre-Dame-des-Victoires, à Paris. Cette dévotion est attachée à l'autel spécial de la Sainte Vierge.

La paroisse de Châtillon n'a plus de presbytère depuis 1793. La maison presbytérale, habitation extrêmement modeste, située sur la place, en alignement et à gauche du portail, en entrant dans l'église, fut vendue révolutionnairement dans ce temps de hideuse mémoire où toutes les idées reçues de religion, de morale et de législation étaient renversées ; depuis cette triste époque, l'asile du pasteur, de celui dont la porte doit être toujours ouverte à celui qui l'éveille au nom de la charité, est devenue une propriété particulière.

Sur la hauteur qui domine Châtillon, au bord de la route de Paris à Bièvres, et en face du bois Tardieu, on remarque la base d'une tour ronde, très-ancienne et d'un assez fort diamètre, dont le revêtement est en pierres de moyen appareil. Cette tour, qui paraît avoir fait partie des fortifications bâties en ce lieu au moyen âge, et dont on ne voit plus de traces, est connue, dans le pays, sous le nom de *tour de Crouy*, parce qu'elle est enclavée dans une propriété qui, sous Louis XV, appartenait au prince de Croï dont on a estropié le nom. Suivant une tradition locale, qui n'est pas improbable, elle a servi longtemps à l'établissement d'un moulin à vent ; l'emplacement est, en effet, très-propice pour ce genre d'industrie, puisqu'un peu plus loin il en existe deux qui contribuent à animer le paysage qui encadre Châtillon de ce côté. Sur les ruines pittoresques de cette vieille tour féodale, son dernier propriétaire, feu M. Berthon, membre de l'Institut, a fait construire un élégant *belvéder*, d'où l'on découvre tout un délicieux panorama. La tour de Crouy n'a certainement pu appartenir au petit château fortifié, bâti par les moines de Saint-Germain-des-Prés vers le XIIe siècle, puisque leur territoire seigneurial finissait, au XVe siècle, au chemin des Epinettes, et que cette tour

---

(1) Cette notice, que M. le curé a désiré que nous missions en lumière, était rédigée depuis quatre ans. Nous l'avions totalement oubliée, comme un travail sans importance.

était assise sur le territoire de Fontenay-aux-Roses, qui appartenait alors à l'abbaye de Sainte-Geneviève (1). On a prétendu aussi, mais sans s'appuyer sur aucune donnée historique, que, pendant les guerres civiles du XVe siècle, notamment celle dite *du bien public*, sous Louis XI, la tour de Châtillon servait à répéter les signaux que lui transmettait la tour de Montlhéry, qu'on aperçoit, en effet, s'élevant solitaire, sous l'horizon, au sommet de la montagne bornant la vaste plaine qu'elle domine. Sous l'éminence qui supporte ce vieux débris de la puissance féodale, existe une glacière vaste et productive, qui y fut construite bien avant la révolution de 1789. Le 2 juillet 1815, le corps d'armée commandé par le général Vandamme eut un engagement très-vif auprès de la tour de Crouy. Les Français, déployant leur bravoure ordinaire, y firent plusieurs prisonniers. C'est là que le général prussien, Blucker, perdit un de ses fils.

Il existe auprès de Châtillon beaucoup de carrières de pierres de roche, de liais et de moellons, de pierre à plâtre et des fours à chaux. L'une de ces carrières, appartenant à M. Barbeau, est remarquable par une galerie souterraine et rampante jusqu'à une profondeur d'environ 100 pieds, et dont la pente est si douce, qu'une voiture attelée peut y descendre et en tirer les pierres qu'on en détache. Les carrières du littoral de Châtillon, un des plus riches en matériaux de construction, étaient déjà exploitées au commencement du XIVe siècle, et

---

(1) Cette portion de territoire, jusqu'au sommet de la montagne, appartient aujourd'hui à la paroisse de Châtillon, depuis que les religieux de Saint-Germain-des-Prés furent devenus possesseurs du fief de Fontenay, par des transactions dont nous n'avons retrouvé aucune trace dans les inventaires et cartulaires de la seigneurie.

Néanmoins il est certain que les chanoines réguliers de l'abbaye de Sainte-Geneviève étaient encore seigneurs, hauts-justiciers de Fontenay-aux-Roses, dans le dernier quart du XVIe siècle, puisque, pour payer leur taxe aux subventions ecclésiastiques, ils vendirent, le 15 février 1588, à Renée Baillet, dame de Boneuil et de Sceaux, veuve de Jean de Thou, maître des requêtes, tout ce qu'ils possédaient en censives, justice haute, moyenne et basse, champarts et vinage, et une ferme qu'ils avaient à Bagneux ; ne se réservant que leur hôtel domanial et enclos de Fontenay, les droits seigneuriaux sur les terres, prés et vignes qui leur appartenaient en propriété sur ces deux paroisses et territoires riverains. Stipulant que les droits vendus demeureraient en fief-mouvant de l'abbaye, en foi et hommage. Le tout après d'autres mutations qu'il est inutile de relater ici, passa au célèbre ministre Colbert, qui en jouissait dès l'an 1775, puis à Louis-Auguste de Bourbon, duc du Maine, en 1701, et fut uni aux domaines qui composaient la baronnie de Sceaux. (Voir Lebeuf, *Hist du dioc. de Paris*, tome IX, p. 401.)

leurs produits ont été souvent employés dans les constructions des grands édifices civils et religieux de Paris (1).

On ne connaît que deux personnages mémorables natifs de Châtillon. Le premier, dont il est fait mention au livre censier manuscrit de l'abbaye de Sainte-Geneviève, vivait au XIIIe siècle, sous le règne de saint Louis, et fut vicaire perpétuel de la collégiale de Saint-Germain-l'Auxerrois, à Paris (1). Il se nommait Adrien de Châtillon. Le bien qu'il avait en ce lieu s'étendait jusqu'à la partie joignant Fontenay, qui était en la censive de cette abbaye. (*Lib. M. S., censuum S. Genov., f.* 45.) L'autre personnage est François Paris, qui, né d'une famille pauvre, se mit au service de M. Alexandre Varet, grand-vicaire de M. de Gondren, archevêque de Sens, et de son frère François

---

(1) Jusqu'au XIIe siècle, les monuments de Paris furent construits en pierres des carrières du faubourg St-Marcel, et de celles qui furent ensuite ouvertes au Midi des remparts de Paris, vers les places St-Michel, de l'Odéon, du Panthéon, des Chartreux et des barrières d'Enfer et St-Jacques, vers lesquelles sont établies les catacombes. Dans le procès-verbal de la reconnaissance de tous les édifices anciens de la ville de Paris, rédigé par ordre de Colbert, les architectes recherchèrent les différentes espèces ou qualités des pierres ; c'est ainsi qu'ils parvinrent à connaître que les premières assises de l'église St-Etienne-des-Grés, dans laquelle saint Denis, suivant les vieilles chroniques, célébra sa première messe, lorsqu'il vint à Paris, vers l'an 251, avaient dû être tirées des carrières des rives de la Bièvre ; que les parties en pierres des vestiges du palais des Thermes de Julien sont en liais de la même carrière ; que les plus anciennes constructions de l'abbaye de Sainte-Geneviève, commencées sous Clovis, vers 500, étaient de *cliquart* et haut *banc franc* des carrières du faubourg Saint-Marcel ; que le portail de Saint-Julien-le-Pauvre, où demeura Grégoire de Tours, sous Chilpéric, en 587, était construit en cliquart des mêmes carrières, et qu'enfin ces mêmes carrières avaient fourni les pierres avec lesquelles on avait bâti les palais et les monuments publics ; tels que la tour de Notre-Dame-des-Bois, construite dans l'ancien cimetière des SS. Innocents, à une époque reculée, et, dit-on, pour protéger à la fois l'entrée de la ville et l'hospice de Sainte-Catherine établi au pied d'une forêt qui s'étendait jusqu'aux Champeaux, aujourd'hui les Halles ; l'abbaye de Saint-Martin-des-Champs, ancien palais de Robert, fils de Hugues Capet ; les premières assises des premiers bâtiments de l'abbaye de Saint-Germain-des-Prés ; toutes les parties de Notre-Dame, construites en l'an 1257 ; la grande tour carrée du Temple, construite en 1306, et qui servit de prison à Louis XVI ; les constructions de l'Hôtel-Dieu antérieures à celles de 1585, etc. Ces recherches prouvaient que ce ne fut que vers le milieu du XIIIe siècle que l'on commença à amener à Paris les pierres des carrières de Saint-Leu, Arossy, l'Ile-Adam, Vergelet, Vanvres, Montrouge, Châtillon, etc. Elles prouvent aussi que Paris couvrit les carrières au fur et à mesure qu'elles furent abandonnées, et donnent une idée de la profondeur et de l'étendue des vides qui ont dû être le résultat de ces grandes exploitations. (Voir *Propagateur des connaissances utiles*, année 1853.)

(1) On appelait ainsi le prêtre chargé des fonctions curiales dans une église collégiale.

Varet, qui avaient une maison à Châtillon, et qui lui trouvant d'heureuses dispositions, le firent étudier. Étant devenu prêtre, il desservit
la cure de Saint-Lambert, près de Chevreuse, et vint se fixer à Paris,
où il mourut fort âgé, étant sous-vicaire de Saint-Étienne-du-Mont, le
17 octobre 1718, après avoir composé divers ouvrages de piété, dont
les principaux sont : *Les Psaumes en forme de prières.* — *Prières tirées
de l'Écriture sainte.* — Un *Martyrologe, ou Idée de la vie des Saints.* —
Traité des sacrements de Pénitence et d'Eucharistie, imprimé, en 1673,
par ordre de M. de Gondren, archevêque de Sens. — *Règles chrétiennes
pour la conduite de la vie, etc.* (1). C'est à tort que quelques personnes
confondent ce saint prêtre avec son homonyme le trop fameux diacre
François Paris, mort le 1er mai 1727, et enterré dans le petit cimetière de Saint-Médard, derrière l'abside de cette église paroissiale, où
la foule des convulsionnaires jansénistes allait grimacer au récit de ses
prétendus miracles. (Voir *Supp. de Moreri,* au mot *Paris.*)

La situation de Châtillon est l'une des plus agréables des environs
de Paris. Il est difficile qu'un paysagiste puisse trouver des points de
vue plus étendus et plus variés. En se plaçant sur le coteau qui domine
le village, l'œil plane au loin sur ceux de Bagneux, Montrouge, Vaugirard, Vanvres et Issy. On y découvre Paris et la ceinture de ses fortifications, le cours de la Seine, la forteresse du Calvaire, les hauteurs
de Montmartre, la chapelle funéraire du cimetière de l'Est, dit *le Père-
Lachaise,* le château de Vincennes et ses vieilles tours ; la profonde
vallée de Montmorency sert de fond à ce vaste et riant tableau. L'é-
tendue de la vue qui s'étend de l'autre côté est également belle sur
le cours verdoyant de la Seine, et n'est bornée que par la forêt de
Senart. Enfin, on jouit dans ce séjour d'un air pur et salubre. Tous
ces avantages réunis y ont fait multiplier, dans la suite des temps, les
maisons de campagne. Parmi ces habitations d'un monde d'élite, on
cite celle que fit bâtir le baron Ogguerre, et qui, après avoir été possédée par une longue suite de propriétaires, dont les plus marquants
sont MM. Ravières, conseiller au parlement, le marquis de Creil et Le
Tellier, contrôleur des bâtiments du roi, devint un pensionnat de
jeunes gens, dirigé successivement par MM. Courtois, père et fils, qui
en étaient propriétaires. Cette maison appartient actuellement au suc-

(1) *Bibliothèque sacrée,* par les RR. PP. Richard et Giraud, tome XIX, p. 20,
et XXV, p. 485.

cesseur de M. Courtois fils, M. Chapuzot, aujourd'hui maire de la commune de Châtillon, qui soutient, depuis déjà plusieurs années, la bonne renommée de cette institution, qui compte toujours un grand nombre d'élèves (1). Malgré les dégradations qu'elle a subies, cette maison conserve encore la physionomie de sa splendeur passée. Il y a une fort belle galerie ornée d'attributs de chasse et de tableaux originaux, et on y jouit d'une vue délicieuse.

La maison que Mme Poan, veuve d'un secrétaire du roi, avait fait bâtir à Châtillon, par le célèbre Jules Hardouin Mansard, surintendant des bâtiments du roi, a été reconstruite à la moderne, vers 1824, par M. Mellier, architecte, qui en était propriétaire. La cour d'honneur était environnée de fossés avec des revêtements en pierre, qui subsistent encore en partie. Cette propriété, où la beauté des jardins répond à l'élégance des bâtiments, appartient maintenant à M. Delamarre, ancien banquier, aujourd'hui propriétaire et directeur du journal *la Patrie*.

Tout auprès une autre jolie maison, entourée d'un vaste jardin, offrant de frais ombrages, rappelle le souvenir de son ancienne propriétaire, Mme la comtesse de Tessé (*de Froulay*), qui fut longtemps la bienfaitrice des pauvres de Châtillon. Elle fut possédée ensuite par la duchesse de Cossé-Brissac, une des dames de la cour de l'infortunée reine Marie-Antoinette, qui y donna des fêtes : mais alors l'enclos était plus étendu et comprenait la propriété de feu M. Pluchet, ancien maire de Châtillon sous la Restauration; on y voit même encore la grille qui formait la principale entrée de cette habitation princière. Cette maison, qui appartenait naguère au savant M. Gay-Lussac, pair de France, est possédée aujourd'hui par M. Camille Paganel, ancien député, ex-secrétaire général du ministère du commerce, et ex-directeur général des haras.

En face est une maison d'une apparence plus modeste, mais dont les jardins, bien plantés et distribués, offrent en outre l'avantage d'admirables points de vue : c'était dans l'origine le séjour d'été de M. Lanbon, célèbre avocat au parlement. La famille de feu M. J. Grozier, ancien huissier à Paris, en est aujourd'hui possesseur.

---

(1) Il existe aussi depuis longtemps à Châtillon un pensionnat de jeunes filles, tenu avec distinction par Madame Champy, épouse d'un chef de bureau de la Marine.

La maison de M. Bosq, artiste graveur, située rue de la Fontaine, remarquable par son jardin, était celle de Denis-Claude Cochin, doyen des échevins de Paris, mort en août 1786, à l'âge de 88 ans, sur la paroisse de Saint-Jacques-du-Haut-Pas, où son fils, célèbre par sa charité et sa bienfaisance, avait été curé, et avait fondé un hôpital auquel la reconnaissance publique a donné son nom. Ce magistrat aimait la botanique; il avait formé dans sa maison de Châtillon un très-beau jardin, où il cultivait avec beaucoup de soins un grand nombre de plantes rares, tant indigènes qu'étrangères, qu'il se faisait un plaisir de communiquer aux savants. Tous ceux qui aimaient à contempler les beautés de la nature, si riche et si variée, étaient admis à voir et à fréquenter ce jardin. Le philosophe Jean-Jacques Rousseau le visitait souvent. Le catalogue de tous les végétaux qui y étaient rassemblés a été inséré dans un ouvrage intitulé : *Jardin des curieux*, que Louis-Antoine-Prosper Hérissant, médecin de Paris, avait commencé, et qui fut continué après sa mort par le docteur Coquereau. (*Paris*, 1771, in-8°.)

Avant la première révolution, il existait sur la route de Clamart un petit château bâti sous la régence par Regnault, receveur des tailles de l'élection de Paris, qui le céda à M. de Mesgrigny, conseiller au parlement. Il fut augmenté, embelli et décoré par M. Trudaine, conseiller d'Etat ordinaire, intendant des finances, des ponts et chaussées et du commerce. Cette propriété, qui était une des plus agréables de Châtillon, assise sur un terrain uni et bien planté qui lui donnait les plus beaux points de vue de tous côtés, appartenait, dans les derniers temps qui touchaient au renversement de la monarchie, à Mme la comtesse de Pourpry. Elle tomba ensuite dans les mains de la bande noire, qui rasa le château et les futaies, vendit les terrains et ne laissa que les deux pavillons d'entrée que l'on voit encore, dont celui de droite était la chapelle, puis les bâtiments dits *communs*. Ces débris, après de nombreuses mutilations, appartiennent aujourd'hui à Mme veuve Gay.

Il s'y est attaché une triste célébrité par suite du banquet politico-anarchique qui fut offert dans cet enclos à environ 800 convives, le 30 août 1840. Depuis la révolution du 24 février 1848, et en commémoration de ce précédent néfaste, il s'y est établi, au préjudice de la tranquillité de la commune, une espèce de restaurant-guinguette, où viennent se récréer les *Frères et amis* qui, sous le nom absurde et menaçant de *socialistes*, veulent d'abord tout renverser, sans avoir rien à mettre à la place de l'ordre existant.

Enfin, la maison des *Épinettes*, ainsi nommée parce qu'elle est située à l'angle de la route de Paris et du chemin vicinal, jadis bordé de haies d'épines, conduisant vers Fontenay-aux-Roses, était, suivant M. Gaignat, un château-d'eau destiné à recevoir d'excellentes eaux apportées, par un aqueduc, des hauteurs de Fontenay, et à les diviser en différents canaux, d'où elles se répandaient et se distribuaient pour les divers usages de la maison et des jardins du baron Ogguerre, qui avait aussi une ménagerie aux *Épinettes*. On prétend qu'il reste encore, sous le chemin de Châtillon à Sceaux, des vestiges de ces aqueducs. On accusait, à tort ou à raison, ce somptueux financier de s'être servi d'un abreuvoir communal pour contribuer à l'agrandissement de son enclos. Vers 1775, un sieur Desnière avait établi aux Épinettes une manufacture de couvertures de laine. L'auteur précité assure que l'eau du puits de cette maison, qui abreuvait autrefois une grande partie du village, a une propriété supérieure à celle des Gobelins pour la teinture en écarlate. D'après une carte du territoire de Châtillon, dressée par Deville, en 1693, cette propriété appartenait alors à un sieur Daubreuil. Elle est possédée aujourd'hui par la veuve de M. Robineau, ancien libraire de Paris, et maire de Châtillon depuis 1830 jusqu'en 1845, époque de son décès. La commune de Châtillon a dû beaucoup d'améliorations à ce magistrat, habile autant que modeste. C'est sous sa longue administration que la commune a fait l'acquisition de deux maisons pour les écoles des deux sexes. C'est aussi à sa sollicitude et à celle de M. Martin (Didier), alors son adjoint, qui le remplaça dignement pendant quatre ans comme maire par *intérim*, que le pays a obtenu, en 1844, l'établissement d'une brigade de gendarmerie, dont le besoin se faisait sentir depuis longtemps. Les maisons de MM. Martin (Didier) et Picque, anciens négociants, sont également remarquables par la beauté de leurs jardins anglais, où règne une admirable variété.

La beauté des sites et la salubrité de l'exposition ont été les motifs déterminants de la construction de tant de somptueuses habitations à Châtillon. Cependant, cette commune manque d'eau, même dans les puits; il n'y a pas le moindre ruisseau d'eau vive où l'homme des champs puisse se désaltérer. Si, malheureusement, un incendie se manifestait dans le village, il pourrait devenir la proie des flammes,

car il serait difficile d'en arrêter les progrès. Il y avait anciennement
une fontaine, dans la rue de ce nom, qui fournissait l'eau nécessaire
à la population ; mais le travail souterrain des carrières, opéré sans
précaution et peut-être sans le contrôle sérieux de la voirie, a
détourné la source, et depuis lors l'autorité locale, qui n'a pu y
remédier, médite sur les moyens d'obvier à cette immense privation.
Des projets avaient, dit-on, été mis sous les yeux de M. le duc de
Penthièvre, dernier seigneur de Châtillon. Sa bienfaisance inépuisable
serait sans doute venue en aide aux habitants pour le rétablissement
de leur fontaine, si la révolution n'était venue paralyser les bonnes
intentions d'un prince qui semblait ne se plaire qu'à faire des heu-
reux. Depuis quelques années, divers nouveaux projets ont été pro-
posés, mais aucun n'a pu être agréé, soit par les difficultés d'exécution, soit par l'énormité de la dépense, puisqu'il s'agirait de faire
venir l'eau de la Seine à Châtillon, par des canaux souterrains.
Cependant, pour tout homme tant soit peu versé dans la géologie, il
paraîtra peu probable que le sol calcaire de Châtillon soit absolument
dépourvu d'eaux souterraines, car les sources se montrent en plus
grand nombre dans les contrées montagneuses ou accidentées, que sur
les autres points de la surface de la terre.

Le territoire de cette commune est fertile en grains, en fruits et en
vignes, qui y sont abondantes et qui produisent des vins assez
estimés aux guinguettes des barrières de Paris. Les légumes que ce
sol produit sont aussi pour les habitants une branche de commerce
assez lucrative.

Châtillon eut sa part des calamités qui affligèrent la France lors de
l'invasion étrangère. Dans l'engagement qui eut lieu à Versailles le
1er juillet 1815, entre les Prussiens et les Français, un sieur Garnier,
chevalier de la Légion d'honneur, militaire retraité et propriétaire à
Châtillon, s'étant armé en tirailleur, tua un hussard prussien et en
prit un autre équipé, qu'il conduisit lui-même à l'état-major de la
place de Paris. Dès le lendemain, les Anglais, qui avaient passé la
Seine à Sèvres, occupèrent les hauteurs du village et se répandirent
dans tous les environs, au moment où on croyait encore à Paris qu'il
y aurait une bataille sanglante sous ses murs. Châtillon eut alors le sort
commun à tous les villages occupés militairement par l'ennemi (1).

---

(1) *Dictionnaire historique, topographique et militaire des environs de Paris*,
par M. P. Saint-A...., in-8°. Paris, 1817.

Suivant le mouvement ascendant de la population en France, résultat de l'aisance qui s'est répandue, pendant trente années de paix, parmi les classes les moins fortunées, Châtillon a vu augmenter rapidement sa population. D'après le dénombrement imprimé en 1709, pour l'usage de l'élection de Paris, il y avait alors 90 feux ou ménages, ce qui, en prenant la moyenne de trois têtes par feu, donnait un total de 270 habitants. Dix-sept ans après, la population de ce village avait fait peu de progrès, car le *Dictionnaire universel de la France*, 3 vol. in-f°, publié en 1726 par Cl. Marin-Saugrin, avec une introduction par l'abbé des Thuileries, évalue à 476 le nombre des habitants. Enfin, le dénombrement fourni au public par un sieur Doisy, en 1745, indique à Châtillon 104 feux. Le recensement de la population fait en 1841 porte le chiffre de la population de cette commune à 1,416 habitants, et celui de 1846, à 1,556, y compris les pensionnats. Preuve évidente du principe d'activité et de mouvement progressif universellement répandu sur le sol de la France, depuis un demi-siècle.

Ici s'arrête tout naturellement ce que l'on pouvait dire dans cette notice sur les paroisse, commune et territoire de Châtillon. Travail modeste où nous avons essayé de réunir tout ce qui se rattache à l'histoire civile et religieuse du pays, et où, cependant, nous n'avons fait que coordonner et quelquefois compléter des documents ou des détails puisés à des sources respectables que nous avons pris le soin d'indiquer.

A l'exemple de plusieurs respectables prélats de France, qui, après tant de perturbations politiques et sociales, ont voulu rétablir et consigner dans leurs archives épiscopales les fastes en partie détruits de tant d'églises, œuvres d'artistes chrétiens, et qui sont autant le résultat des pieux sacrifices du peuple ou de généreux et humbles bienfaiteurs, que celui de la munificence des rois ou des seigneurs locaux : feu Monseigneur Affre, archevêque de Paris, de vénérable mémoire, avait, en véritable ecclésiologue, demandé naguère aux curés de son diocèse des renseignements historiques, archéologiques ou administratifs sur leurs paroisses respectives ; sur le mérite, l'âge et le style des églises et sur la statistique monumentale du pays, afin de suppléer ainsi, autant que possible, ce que la barbarie ignorante ou impie et le vandalisme révolutionnaire ont détruit à jamais (1).

---

(1) Lettre pastorale à MM. les curés, du 1er février 1846.

Nous aimons à penser que Monseigneur Sibour, son digne successeur, si intelligent et si éclairé sur tout ce qui intéresse l'Eglise de Paris et son territoire diocésain, honorera volontiers de son bienveillant suffrage et de sa haute sympathie les hommes studieux qui aideront, de leur concours ou de leurs veilles, la réalisation de la pensée spéculative, si patriotique et si chrétienne, de l'illustre prélat, dont le deuil est encore dans tous les cœurs de ceux qui savent apprécier combien sa mort a été sainte et glorieuse. Puis, dans l'ordre civil, sous le gouvernement actuel de la République, qui, comme dans des temps meilleurs, il faut bien le reconnaître, protége, sans le contrarier, le développement des sciences archéologiques, il est notoire que le ministre de l'instruction publique et des cultes encourage, autant qu'il est possible, les recherches faites dans le même but. Il en résultera donc un ensemble de documents précieux pour l'histoire ecclésiastique, civile et topographique de la France, et du diocèse de Paris en particulier. Nous avons voulu, à l'égard de Châtillon, où, depuis vingt-cinq ans, nous trouvons tant de pures et honorables affections, et stimulé d'ailleurs par le zèle et les encouragements de son estimable curé, contribuer, selon nos trop faibles capacités, à cet appel de l'intelligence. Nous savons ce que ce petit écrit a d'imparfait, et surtout qu'il manque, sous certains rapports, d'harmonie dans son ensemble; mais, en nous tenant compte du peu de temps que nous avons pu lui consacrer, on voudra bien ne pas le juger avec trop de sévérité.

FIN

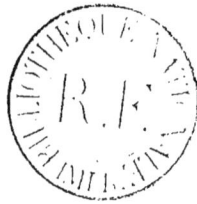

Paris, imprim. de Paul Dupont,
r. de Grenelle-St-Honoré, 55.